53 Saftrezepte gegen Kavität, Zahnfleischentzündungen, Zahnausfall und Mundhöhlenkrebs:

Beseitige und vermeide zukünftige Mundprobleme durch natürliche Lösungen

Von

Joe Correa CSN

COPYRIGHT

DANKSAGUNG

Dieses Buch ist meinen Freunden und meiner Familie gewidmet, die leichtere oder ernstere Krankheiten hatten. Sie sollen eine Lösung für Ihre Probleme finden und die erforderlichen Veränderungen in Ihrem Leben einleiten.

53 Saftrezepte gegen Kavität, Zahnfleischentzündungen, Zahnausfall und Mundhöhlenkrebs:

Beseitige und vermeide zukünftige Mundprobleme durch natürliche Lösungen

Von

Joe Correa CSN

INHALT

ÜBER DEN AUTOR

Nach Jahren der Nachforschung glaube ich ernsthaft an die positiven Auswirkungen, die Ernährung auf Körper und Geist haben kann. Mein Wissen und meine Erfahrung hat mir geholfen, gesünder über die Jahre zu kommen und an meine Familie und Freunde weiterzugeben. Je mehr du über gesundes Essen und Trinken weißt, desto schneller willst du deine Lebens- und Essensgewohnheiten ändern.

Ernährung ist ein wichtiger Bestandteil von einem gesunden und langen Leben. Also fang heute damit an. Der erste Schritt ist immer der wichtigste und bedeutendste.

EINLEITUNG

53 Saftrezepte gegen Kavität, Zahnfleischentzündungen, Zahnausfall und Mundhöhlenkrebs: Beseitige und vermeide zukünftige Mundprobleme durch natürliche Lösungen

Von Joe Correa CSN

Ohne jeden Zweifel spielen gesunde und schöne Zähne eine wichtige Rolle für deine Gesundheit und dein Selbstvertrauen. Eine ordentliche Zahnpflege und regelmäßige Besuche bei deinem Zahnarzt werden häufige Krankheiten wie Kavität, Zahnentzündungen etc. abwenden. Nichtsdestotrotz spielt eine ausgewogene Ernährung eine ebenso wichtige Rolle darin, Kavität und andere ernsthaftere Probleme abzuwenden.

Eine der Hauptgründe für Kavität ist mit Sicherheit Zucker. Zucker steigert die Aktivität und wandelt sich im Mund zu Milchsäure. Das wiederum führt zu verstärkter Bakterienvermehrung und Zahnabnutzung. Daher **solltest du auf jeden Fall deine Essgewohnheiten ändern, insbesondere deinen Zuckerkonsum, um dein gesundes und strahlendes Lächeln zu bewahren.** Das gilt natürlich nicht für natürlichen Zucker, der in Früchten oder Gemüse zu finden ist. **Einige Früchte- und Gemüsesorten wie Äpfel oder Karotten helfen deinem Körper nicht nur dabei, lästige Bakterien zu bekämpfen, sondern reinigen zudem noch deine Zähne.**

Den Obstkonsum zu erhöhen ist eine weitaus bessere Möglichkeit die Gesundheit deiner Zähne zu bewahren und gleichzeitig deine Gelüste zu stillen als die Aufnahme von raffinierter Zucker. Das Problem ist, dass wir manchmal nicht die Zeit haben, die empfohlenen 5-6 Portionen Früchte täglich zu essen. Daher stellen Säfte eine Lebensrettende Lösung dar.

Innerhalb nur weniger Minuten wirst du ein extrem kraftvolles Getränk zubereiten, das dich mit einer enormen Menge an Nährstoffen versorgt und gleichzeitig deinen Zuckerspiegel auf gesunde Weise hebt und deinem Mund die Chance gibt, sich gegen Bakterien zur Wehr zu setzen.

Dieses Buch stellt eine Sammlung meiner persönlichen Lieblings-Saftrezepte dar, die Kavität, Zahnfleischerkrankungen, Zahnausfall und Mundkrebs verhindern.

Jedes einzelne dieser Saftrezepte steckt voller verschiedener Vitamine, Mineralien und Antioxidantien, die ideal für Personen mit einem engen Zeitplan sind und für die du keine lange Vorbereitungszeit benötigst. Mit meinen Rezepten wirst du nur ein paar Minuten deiner Zeit beanspruchen, um dir selbst einen köstlichen Saft zuzubereiten, der schon bald zu deinem Lieblingssnack wird.

Bleib gesund und trinke dich zu einem wunderschönen Lächeln!

53 SAFTREZEPTE GEGEN KAVITÄT, ZAHNFLEISCHENTZÜNDUNGEN, ZAHNAUSFALL UND MUNDHÖHLENKREBS: BESEITIGE UND VERMEIDE ZUKÜNFTIGE MUNDPROBLEME DURCH NATÜRLICHE LÖSUNGEN

1. Spinat Kiwi Saft

Zutaten:

1 Tasse frischer Spinat

2 große Kiwis, geschält

1 mittelgroßer Apfel, entkernt

1 große Gurke

1 TL Ingwerwurzel

Zubereitung:

Wasche und bereite die Zutaten zu. Gib alles in einen Entsafter und füge vor dem Servieren einige Eiswürfel bei.

Genieße!

Nährwertangabe pro Portion: Kcal: 201, Proteine: 13,2g, Kohlenhydrate: 56,5g, Fette: 2,6g

2. Kokos Beeren Saft

Zutaten:

1 Tasse frische Cranberries

1 Tasse frische Erdbeeren

1 große Orange, geschält

60ml Kokoswasser

Zubereitung:

Vermenge Cranberries, Erdbeeren und Orange in einem Entsafter und verarbeite sie zu Saft.

Verteile alles in Gläser und stelle sie vor dem Servieren 30 Minuten in den Kühlschrank.

Nährwertangabe pro Portion: Kcal: 137, Proteine: 3,1g, Kohlenhydrate: 46,7g, Fette: 0,7g

3.   Karotte Basilikum Saft

Zutaten:

1 großer roter Apfel, entkernt

2 große Karotten

1 Tasse frischer Basilikum

1 große rote Spitzpaprika, entkernt

1 Broccoli

Zubereitung:

Wasche und bereite alle Zutaten zu. Vermenge alles in einem Entsafter und verarbeite sie zu Saft.

Verteile alles in Gläser und füge vor dem Servieren noch etwas Eis bei.

Nährwertangabe pro Portion: Kcal: 222, Proteine: 8,6g, Kohlenhydrate: 63,6g, Fette: 1,8g

4. Birne Aprikose Saft

Zutaten:

2 große Birnen, entkernt

2 große Aprikosen, entkernt

1 große Gurke

1 Tasse frische Wasserkresse

1 Tasse Blattkohl

1 große Zitrone, geschält

Zubereitung:

Wasche und bereite die Zutaten zu. Gib alle Zutaten in einen Entsafter, eine nach der anderen.

Verteile alles in Gläser und füge einige Eiswürfel bei oder stelle sie vor dem Servieren 30 Minuten in den Kühlschrank. Genieße!

Nährwertangabe pro Portion: Kcal: 293, Proteine: 7,1g, Kohlenhydrate: 96,1g, Fette: 1,7g

5.   Würziger Spargel Saft

Zutaten:

1 Tasse Spargel, geputzt

2 große Lauchstangen

1 große Artischocke

1 Knoblauchzehe, geschält

1 große Gurke

¼ TL Cayennepfeffer

¼ TL Himalayasalz

Zubereitung:

Vermenge Spargel, Lauchstangen, Artischocke, Knoblauch und Gurke in einem Entsafter und verarbeite sie zu Saft. Verteile alles in Gläser und rühre Cayennepfeffer und Salz ein.

Serviere im Anschluss.

Nährwertangabe pro Portion: Kcal: 245, Proteine: 14,2g, Kohlenhydrate: 71,9g, Fette: 1,5g

6. Blattgemüse Saft

Zutaten:

1 Tasse Sellerie, gewürfelt

1 Tasse Sareptasenf

1 Tasse Romanasalat

1 Tasse roter Blattsalat

1 Tasse Butternut Kürbis, gewürfelt

1 Tasse Rosenkohl

1 große Zitrone, geschält

1 große Gurke

Zubereitung:

Wasche und bereite alle Zutaten zu. Gib alle Zutaten in einen Entsafter, eine nach der anderen.

Verteile alles in Gläser und stelle sie vor dem Servieren 1 Stunde in den Kühlschrank.

Genieße!

Nährwertangabe pro Portion: Kcal: 152, Proteine: 10,2g, Kohlenhydrate: 48,4g, Fette: 1,5g

7. Süßer Beerensaft

Zutaten:

1 Tasse frische Heidelbeeren

1 Tasse frische Himbeeren

1 Tasse frische Cranberries

1 große Zitrone, geschält

1 Tasse Wassermelone, entkernt

1 EL flüssiger Honig

Zubereitung:

Wasche und bereite die Zutaten zu. Vermenge Heidelbeeren, Himbeeren, Cranberries, Zitrone und Wassermelone in einem Entsafter und verarbeite sie zu Saft.

Verteile alles in Gläser und rühre den flüssigen Honig unter. Füge einige Eiswürfel bei oder stelle sie vor dem Servieren in den Kühlschrank.

Nährwertangabe pro Portion: Kcal: 230, Proteine: 4,1g, Kohlenhydrate: 53,1g, Fette: 1,7g

8.   Mango Minze Saft

Zutaten:

1 große Mango

1 große Gurke

1 Tasse Cantaloupe-Melone, geschält und gewürfelt

2 EL frische Minze

Zubereitung:

Vermenge alle Zutaten in einem Entsafter und verarbeite sie zu Saft. Verteile alles in Gläser und füge vor dem Servieren einige Eiswürfel bei oder stelle sie vor dem Servieren 1 Stunde in den Kühlschrank.

Genieße!

Nährwertangabe pro Portion: Kcal: 268, Proteine: 6,1g, Kohlenhydrate: 74,4g, Fette: 1,9g

9.   Granny Smith's Saft

Zutaten:

1 großer Granny Smith Apfel, entkernt

1 Tasse Ananasstücke

1 Tasse Kirschen, entkernt

2 große Kiwis, geschält

Zubereitung:

Wasche und bereite die Zutaten zu. Gib alle Zutaten in einen Entsafter, eine nach der anderen.

Füge einige Eiswürfel bei oder stelle sie vor dem Servieren 30 Minuten in den Kühlschrank.

Nährwertangabe pro Portion: Kcal: 287, Proteine: 4,2g, Kohlenhydrate: 84,5g, Fette: 1,2g

10. Pinker Saft

Zutaten:

2 große Rote Beete, geputzt

3 große Karotten

1 große Zitrone, geschält

1 mittelgroßer grüner Apfel, entkernt

3-4 große Selleriestangen

¼ TL Ingwer, gemahlen

Handvoll frischer Kohl

Zubereitung:

Vermenge alle Zutaten in einem Entsafter und verarbeite sie zu Saft. Verteile alles in Gläser und rühre den Ingwer ein.

Stelle den Saft vor dem Servieren 30 Minuten in den Kühlschrank.

Nährwertangabe pro Portion: Kcal: 136, Proteine: 6,1g, Kohlenhydrate: 39g, Fette: 1,2g

11.   Avocado Butternut Kürbis Saft

Zutaten:

1 Tasse Avocado, geschält, entkernt und gewürfelt

1 Tasse Butternut Kürbis, gewürfelt

1 Tasse frischer Basilikum

1 große Orange, geschält

1 große Limette, geschält

60ml Kokoswasser

Zubereitung:

Wasche und bereite die Zutaten zu. Vermenge Avocado, Basilikum, Orange, Butternut Kürbis und Limette in einem Entsafter und verarbeite sie zu Saft.

Verteile alles in Gläser und rühre Kokoswasser unter.

Füge einige Eiswürfel bei und serviere im Anschluss.

Nährwertangabe pro Portion: Kcal: 339, Proteine: 6,9g, Kohlenhydrate: 56,7g, Fette: 21,9g

12.   Trauben und Pflaumen Saft

Zutaten:

2 Tassen grüne Trauben

1 Tasse frische Pflaumen, entkernt

1 große Gurke

1 Tasse Sareptasenf

1 TL Ingwerwurzel

Zubereitung:

Wasche und bereite die Zutaten zu. Vermenge all in einem Entsafter und verarbeite sie zu Saft.

Füge einige Eiswürfel bei oder stelle den Saft vor dem Servieren in den Kühlschrank.

Nährwertangabe pro Portion: Kcal: 339, Proteine: 6,9g, Kohlenhydrate: 56,7g, Fette: 21,9g

13.   Kürbis Saft

Zutaten:

1 Tasse Bisamkürbis, gewürfelt

1 Tasse Kürbis, gewürfelt

1 Tasse Butternut Kürbis, gewürfelt

1 große Gurke

1 TL Ingwer, gemahlen

Zubereitung:

Wasche und bereite die Zutaten zu. Vermenge Bisamkürbis, Kürbis, Butternut Kürbis und Gurke in einem Entsafter und verarbeite sie zum Saft.

Verteile alles in Gläser und rühre den Ingwer ein. Stelle sie 30 Minuten in den Kühlschrank oder füge einige Eiswürfel bei und serviere im Anschluss.

Nährwertangabe pro Portion: Kcal: 140, Proteine: 5,8g, Kohlenhydrate: 40,1g, Fette: 0,9g

14.   Tomate Artischocke Saft

Zutaten:

1 große Artischocke

1 große Romatomate

1 Tasse frischer Spargel, geputzt

1 Tasse frischer Kohl

3 EL frische Petersilie, grob gewürfelt

Zubereitung:

Wasche und bereite die Zutaten zu. Gib alle Zutaten in einen Entsafter, eine nach der anderen. Verteile alles in Gläser und stelle sie vor dem Servieren 30 Minuten in den Kühlschrank. Garniere mit etwas Petersilie.

Nährwertangabe pro Portion: Kcal: 107, Proteine: 13,1g, Kohlenhydrate: 35,9g, Fette: 1,5g

15. Granatapfel Wassermelone Saft

Zutaten:

1 Tasse Granatapfelkerne

1 Tasse Wassermelone, entkernt

1 Tasse Rote Beete, geputzt

2 mittelgroße Radieschen

1 mittelgroße Honigmelone

1 EL flüssiger Honig

Zubereitung:

Vermenge Granatapfelkerne, Wassermelone, Rote Beete, Radieschen und Honigmelone in einem Entsafter und verarbeite sie zu Saft.

Verteile alles in Gläser und rühre den flüssigen Honig ein und füge einige Eiswürfel bei.

Serviere im Anschluss.

Nährwertangabe pro Portion: Kcal: 167, Proteine: 13,1g, Kohlenhydrate: 45,9g, Fette: 1,5g

16.   Grapefruit Ananas Saft

Zutaten:

1 große Grapefruit, geschält

1 Tasse Ananasstücke

1 große Gurke

1 kleiner Apfel, entkernt

1 TL Ingwerwurzel

1 große Zitrone, geschält

Zubereitung:

Vermenge alle Zutaten in einem Entsafter und verarbeite sie zu Saft.

Verteile alles in Gläser und füge einige Eiswürfel bei oder stelle sie vor dem Servieren 1 Stunde in den Kühlschrank.

Nährwertangabe pro Portion: Kcal: 280, Proteine: 6,1g, Kohlenhydrate: 84,2g, Fette: 1,3g

17. Würziger Fenchel Kohl Saft

Zutaten:

1 Fenchelknolle, geputzt

1 Tasse frischer Kohl

1 Tasse Wasserkresse

1 Tasse frischer Basilikum

1 große Gurke

3 EL frische Petersilie

Handvoll Spinat

¼ TL Cayennepfeffer, gemahlen

Zubereitung:

Wasche und bereite alle Zutaten zu. Gib alle Zutaten in einen Entsafter, eine nach der anderen. Verteile alles in Gläser und rühre Cayennepfeffer ein.

Stelle die Gläser vor dem Servieren 30 Minuten in den Kühlschrank.

Nährwertangabe pro Portion: Kcal: 280, Proteine: 6,1g, Kohlenhydrate: 84,2g, Fette: 1,3g

18.   Rote Beete n' Beeren Saft

Zutaten:

1 Tasse Rote Beete, geputzt

1 Tasse Heidelbeeren

1 mittelgroße Apfel, entkernt

2 kleine Karotten

1 große Zitrone, geschält

60ml Kokoswasser

Einige Minzeblätter

Zubereitung:

Wasche und bereite die Zutaten zu. Vermenge Rote Beete, Heidelbeeren, Apfel, Karotten und Zitrone in einem Entsafter und verarbeite sie zu Saft.

Verteile alles in Gläser und rühre das Kokoswasser ein. Garniere mit Minze und serviere.

Nährwertangabe pro Portion: Kcal: 240, Proteine: 5,6g, Kohlenhydrate: 74,1g, Fette: 1,5g

19.   Zimt Citrus Saft

Zutaten:

3 große Orange, geschält

2 große Zitronen, geschält

2 große Limetten, geschält

¼ TL Zimt

1 EL flüssiger Honig

60ml kaltes Wasser

Zubereitung:

Schäle die Orangen, Zitronen und Limetten. Gib alles in einen Entsafter und verteile in Gläser. Gib Wasser dazu und rühre mit einem Löffel um.

Bestreue mit Zimt und füge vor dem Servieren einige Eiswürfel bei.

Nährwertangabe pro Portion: Kcal: 246, Proteine: 6,8g, Kohlenhydrate: 83,1g, Fette: 1,1g

20.   Kirsche Mango Saft

Zutaten:

1 Tasse frische Kirschen, entkernt

1 Tasse Mango, gewürfelt

1 große Zitrone, geschält

1 Tasse Wassermelone, gewürfelt

1 EL flüssiger Honig

60ml Wasser

Zubereitung:

Vermenge Kirschen, Mango, Zitrone und Wassermelone in einem Entsafter und verarbeite sie zu Saft.

Verteile alles in Gläser und rühre flüssiger Honig und Wasser unter. Füge einige Eiswürfel bei oder stelle sie 1 Stunde in den Kühlschrank.

Genieße!

Nährwertangabe pro Portion: Kcal: 288, Proteine: 4,6g, Kohlenhydrate: 68,3g, Fette: 1,3g

21. Lila Saft

Zutaten:

1 Tasse roter Blattsalat

1 große Rote Beete, geputzt

1 Tasse Rotkohl

2 große Karotten

1 große Zitrone, geschält

¼ TL Ingwer, gemahlen

Zubereitung:

Vermenge all Zutaten außer Ingwer und gib alles in einen Entsafter. Verteile alles in Gläser und rühre den Ingwer ein.

Stelle die Gläser vor dem Servieren 1 Stunde in den Kühlschrank.

Nährwertangabe pro Portion: Kcal: 135, Proteine: 7,9g, Kohlenhydrate: 41,7g, Fette: 1,5g

22.   Mangold Orange Saft

Zutaten:

2 große Orangen, geschält

1 Tasse Mangold

1 große Gurke

4-5 mittlere Selleriestangen

1 kleine Zitrone, geschält

Handvoll Petersilie

Zubereitung:

Vermenge alle Zutaten in einem Entsafter und verarbeite sie zu Saft. Füge einige Eiswürfel bei oder stelle den Saft vor dem Servieren 30 Minuten in den Kühlschrank.

Nährwertangabe pro Portion: Kcal: 214, Proteine: 8,4g, Kohlenhydrate: 67,6g, Fette: 1,5g

23.   Pfirsich und Aprikose Saft

Zutaten:

1 große Pfirsich, entkernt

1 Tasse Aprikosen, entkernt

1 große Gurke

1 großer Apfel, entkernt

1-cm große Ingwerwurzel

Zubereitung:

Wasche und bereite alle Zutaten zu. Vermenge alles in einem Entsafter und verarbeite sie zu Saft.

Füge einige Eiswürfel bei und serviere im Anschluss.

Nährwertangabe pro Portion: Kcal: 257, Proteine: 6,7g, Kohlenhydrate: 73,3g, Fette: 1,8g

24.   Roter Pfeffer Ananas Saft

Zutaten:

1 Tasse Ananasstücke

2 große Karotten

1 große Limette, geschält

1 großer Granny Smith Apfel, entkernt

¼ TL roter Pfeffer, gemahlen

Zubereitung:

Vermenge Ananas, Karotten, Limette und Apfel in einem Entsafter und verarbeite sie zu Saft.

Verteile alles in Gläser und rühre den roten Pfeffer ein. Füge einige Eiswürfel bei und serviere im Anschluss.

Nährwertangabe pro Portion: Kcal: 224, Proteine: 3,3g, Kohlenhydrate: 67,1g, Fette: 1,1g

25. Gala Beere Saft

Zutaten:

3 kleine Gala Äpfel, entkernt

1 Tasse frische Cranberries

1 Tasse frische Heidelbeeren

1 Tasse frischer Kohl

1 EL flüssiger Honig

Zubereitung:

Wasche und bereite die Zutaten zu. Vermenge Äpfel, Cranberries, Heidelbeeren und Kohl in einem Entsafter und verarbeite sie zu Saft.

Verteile alles in Gläser und rühre den flüssiger Honig ein. Stelle sie in den Kühlschrank oder füge vor dem Servieren einige Eiswürfel bei.

Nährwertangabe pro Portion: Kcal: 368, Proteine: 5,6g, Kohlenhydrate: 106g, Fette: 2,2g

26.   Cherokee Chili Saft

Zutaten:

1 große Cherokee Tomate

1 Tasse Rote Beete, geputzt

1 Tasse frischer Basilikum

1-cm große Ingwerwurzel

¼ TL Chilipfeffer, gemahlen

1 EL frische Petersilie, gewürfelt

Zubereitung:

Vermenge Tomate, Rote Beete, Basilikum und Ingwer in einem Entsafter und verarbeite sie zu Saft.

Verteile alles in Gläser und rühre den Chilipfeffer ein. Garniere mit frischer Petersilie und serviere.

Bestreue mit etwas Salz. Das ist aber optional.

Nährwertangabe pro Portion: Kcal: 99, Proteine: 6,4g, Kohlenhydrate: 28,7g, Fette: 1,2g

27. Kürbis Kuchen Saft

Zutaten:

1 Tasse gelber Kürbis, gewürfelt

1 Stückchen Ingwerwurzel (1 cm)

1 mittelgroßer Apfel, entkernt

1 große Gurke

2 große Karotten

¼ TL Zimt, gemahlen

Zubereitung:

Vermenge Kürbis, Ingwer, Gurke und Karotten in einem Entsafter und verarbeite sie zu Saft. Verteile alles in Gläser und stelle sie vor dem Servieren 30 Minuten in den Kühlschrank.

Genieße!

Nährwertangabe pro Portion: Kcal: 194, Proteine: 5,3g, Kohlenhydrate: 56,1g, Fette: 1,4g

28. Tropischer Saft

Zutaten:

1 reife Avocado, entkernt und geschält

1 große Guave, geschält

1 große Gurke

1 große Limette, geschält

60ml Kokoswasser

Zubereitung:

Vermenge Avocado, Guave, Gurke und Limette in einem Entsafter und verarbeite sie zu Saft. Verteile alles in Gläser und rühre das Kokoswasser ein.

Bestreue mit Kokosraspeln. Das ist aber optional.

Nährwertangabe pro Portion: Kcal: 352, Proteine: 7,6g, Kohlenhydrate: 41,6g, Fette: 30,3g

29.   Gesalzener Radieschen Saft

Zutaten:

5 große Radieschen, geputzt

1 Tasse roter Blattsalat

1 große rote Spitzpaprika, entkernt

1 großer roter Apfel, entkernt

1 große Zitrone, geschält

1 Tasse Wasserkresse

½ TL Himalayasalz

Zubereitung:

Wasche und bereite die Zutaten zu. Gib alles in einen Entsafter, eins nach dem anderen. Verteile alles in Gläser und bestreue mit Salz.

Stelle die Gläser vor dem Servieren in den Kühlschrank.

Nährwertangabe pro Portion: Kcal: 352, Proteine: 7,6g, Kohlenhydrate: 41,6g, Fette: 30,3g

30.   Koriander Rucola Saft

Zutaten:

½ Tasse frischer Rucola

½ Tasse frischer Koriander

½ Tasse frischer Spinat

3-4 Selleriestangen

1 großer grüner Apfel, entkernt

Zubereitung:

Vermenge all Zutaten in einem Entsafter und verarbeite sie zu Saft. Verteile alles in Gläser.

Stelle die Gläser vor dem Servieren 30 Minuten in den Kühlschrank.

Nährwertangabe pro Portion: Kcal: 61, Proteine: 2,1g, Kohlenhydrate: 20,2g, Fette: 1,2g

31. Saurer Beete Saft

Zutaten:

2 Tassen Rote Beete, geputzt

1 kleine gelbe Zwiebelscheiben

1 Tasse frischer Sellerie

3 große Lauchstangen

1 Tasse frischer Kohl

1 große Gurke

1 Stückchen Ingwer, (1 cm)

Zubereitung:

Wasche und bereite die Zutaten zu. Vermenge alles in einem Entsafter und verarbeite sie zu Saft.

Verteile in Gläser und füge einige Eiswürfel bei oder stelle sie vor dem Servieren 1 Stunde in den Kühlschrank.

Genieße!

Nährwertangabe pro Portion: Kcal: 230, Proteine: 11,5g, Kohlenhydrate: 63,2g, Fette: 2,1g

32.   Erdbeere Minze Saft

Zutaten:

1 Tasse frische Erdbeeren

1 Tasse frische Minze

2 mittelgroße rote Äpfel, entkernt

1 große Honigmelonenviertel

60ml Kokoswasser

Zubereitung:

Vermenge Erdbeeren, Minze, Äpfel und Honigmelone in einem Entsafter und verarbeite sie zu Saft.

Verteile alles in Gläser und rühre das Kokoswasser ein. Füge einige Eiswürfel bei oder stelle sie 1 Stunde in den Kühlschrank.

Nährwertangabe pro Portion: Kcal: 293, Proteine: 4,5g, Kohlenhydrate: 84g, Fette: 1,6g

33.   Kirsche Banane Saft

Zutaten:

1 große Banane

1 Tasse frische Kirschen, entkernt

2 große rote Äpfel, entkernt

1 Tasse Wasserkresse

Handvoll frischer Spinat

Zubereitung:

Wasche und bereite die Zutaten zu. Vermenge alles in einem Entsafter und verarbeite sie zu Saft.

Verteile alles in Gläser und füge einige Eiswürfel bei. Bestreue für zusätzlichen Geschmack mit Zitronenschale, wenn du möchtest. Das ist aber optional.

Genieße!

Nährwertangabe pro Portion: Kcal: 390, Proteine: 6,6g, Kohlenhydrate: 113g, Fette: 1,7g

34. Tomate Rote Beete Saft

Zutaten:

1 Tasse Rote Beete, geputzt

2 große Tomaten

1 Tasse frischer Kohl

1 große Zitrone, geschält

1 Rosmarinzweig

Zubereitung:

Vermenge alle Zutaten in einem Entsafter und verarbeite sie zu Saft.

Verteile alles in Gläser und füge einige Eiswürfel bei oder stelle sie vor dem Servieren in den Kühlschrank.

Genieße!

Nährwertangabe pro Portion: Kcal: 125, Proteine: 8,9g, Kohlenhydrate: 38,4g, Fette: 1,7g

35.   Protein Artischocke Saft

Zutaten:

2 große Artischocken

1 Tasse frischer Broccoli

1 Tasse Sareptasenf

1 Tasse frischer Basilikum

1 große Gurke

3-4 Spinatblätter

¼ TL Cayennepfeffer, gemahlen

Zubereitung:

Wasche und bereite das Gemüse zu. Gib alles in einen Entsafter und verteile in Gläser.

Rühre den Cayennepfeffer ein und serviere.

Nährwertangabe pro Portion: Kcal: 157, Proteine: 18,3g, Kohlenhydrate: 55,4g, Fette: 1,6g

36.   Schwarzer Kokossaft

Zutaten:

1 Tasse frische Brombeeren

1 Tasse frische Erdbeeren

1 mittelgroße grüne Apfel, entkernt

1 Tasse blaue Trauben

60ml Kokoswasser

Zubereitung:

Vermenge Brombeeren, Erdbeeren, Apfel und Trauben in einem Entsafter und verarbeite sie zu Saft.

Verteile alles in Gläser und rühre das Kokoswasser ein. Bestreue mit etwas Kokosraspeln für zusätzlichen Geschmack, wenn du möchtest.

Genieße!

Nährwertangabe pro Portion: Kcal: 201, Proteine: 4,3g, Kohlenhydrate: 63,4g, Fette: 1,7g

37. Würziger Grüner Saft

Zutaten:

1 Tasse frischer Broccoli

1 große Artischocke

1 große Limette, geschält

1 Tasse frischer Kohl

1 Ingwerwurzelscheibe (1 cm)

¼ TL Cayennepfeffer, gemahlen

Zubereitung:

Vermenge alle Zutaten in einem Entsafter und verarbeite sie zu Saft.

Verteile alles in Gläser und rühre den Cayennepfeffer ein. Stelle vor dem Servieren 30 Minuten in den Kühlschrank.

Genieße!

Nährwertangabe pro Portion: Kcal: 201, Proteine: 4,3g, Kohlenhydrate: 63,4g, Fette: 1,7g

38.   Pastinake Pfeffer Saft

Zutaten:

2 Tassen Pastinaken, geputzt

1 große gelbe Spitzpaprika, entkernt

1 große Tomate

1 Tasse Blattkohl

1 große Gurke

Zubereitung:

Wasche und bereite das Gemüse zu. Gib alles in einen Entsafter und verarbeite sie zu Saft.

Verteile alles in Gläser und stelle sie vor dem Servieren 1 Stunde in den Kühlschrank.

Genieße!

Nährwertangabe pro Portion: Kcal: 254, Proteine: 9,5g, Kohlenhydrate: 77,7g, Fette: 2,2g

39. Melonensaft

Zutaten:

1 Viertel einer Honigmelone

1 Tasse Wassermelone, entkernt

1 große Gurke

1 Tasse Cantaloupe-Melone, gewürfelt

1 EL flüssiger Honig

Zubereitung:

Vermenge Honigmelone, Wassermelone, Gurke und Cantaloupe-Melone in einem Entsafter und verarbeite sie zu Saft.

Verteile alles in Gläser und rühre flüssigen Honig ein. Füge einige Eiswürfel bei und bestreue vor dem Servieren mit Kokosraspeln.

Genieße!

Nährwertangabe pro Portion: Kcal: 201, Proteine: 3,4g, Kohlenhydrate: 57,6g, Fette: 0,8g

40.   Karotte Zucchini Saft

Zutaten:

3 große Karotten

1 große Zucchini, geschält und gewürfelt

1 große Orange, geschält

1 Tasse Granatapfelkerne

1 kleines Stückchen Ingwerwurzel, 1 cm

Zubereitung:

Wasche und bereite die Zutaten zu. Gib alles in einen Entsafter und verarbeite sie zu Saft.

Verteile alles in Gläser und füge vor dem Servieren noch etwas Eis bei.

Genieße!

Nährwertangabe pro Portion: Kcal: 239, Proteine: 9,2g, Kohlenhydrate: 69,7g, Fette: 2,8g

41.   Apfel Basilikum Saft

Zutaten:

2 kleine Golden Delicious Äpfel, geschält und Kerne entfernt

1 ganze Aprikose, entkernt

1 Basilikumblatt

1 Tasse Blattkohl, fein gewürfelt

¼ Tasse pure Kokoswasser, ungesüßt

Zubereitung:

Gib die Zutaten in einen Entsafter und vermenge sie mit Kokoswasser.

Serviere kalt.

Nährwertangabe pro Portion: Kcal: 144, Proteine: 2,3g, Kohlenhydrate: 44,9g, Fette: 0,9g

42.   Rote Himbeere Saft

Zutaten:

2 Tassen Himbeeren

2 Tassen roter Blattsalat, geputzt

1 Tasse Wassermelone, in Scheiben

1 Tasse Rote Beete, gewürfelt

¼ Tasse Wasser

Zubereitung:

Gib die Zutaten in einen Entsafter. Mit etwas Wasser und serviere im Anschluss.

Nährwertangabe pro Portion: Kcal: 157, Proteine: 6,8g, Kohlenhydrate: 55g, Fette: 2,1g

43.   Ananas und Grapefruit Saft

Zutaten:

1 Tasse Ananasstücke

1 ganze Grapefruit, geschält

1 große Orange, geschält

1 Tasse Blumenkohl, gewürfelt

¼ Tasse pures Kokoswasser, ungesüßt

Zubereitung:

Gib die Zutaten in einen Entsafter.

Füge das ungesüßte Kokoswasser bei und serviere mit etwas Eis.

Nährwertangabe pro Portion: Kcal: 247, Proteine: 6,5g, Kohlenhydrate: 74g, Fette: 1g

44.   Heidelbeere und Wasserkresse Saft

Zutaten:

1 Tasse Wassermelone, in Scheiben

1 Tasse Wasserkresse, gewürfelt

1 ganze Limette, geschält

1 Scheibe Ingwer

1 Tasse Heidelbeeren

Zubereitung:

Gib alles in einen Entsafter und serviere kalt.

Nährwertangabe pro Portion: Kcal: 129, Proteine: 3g, Kohlenhydrate: 37,4g, Fette: 0,8g

45.   Süßer Gurkensaft

Zutaten:

4 große Gurken, geschält

3 Tassen Karotten, gewürfelt

2 große Orangen, geschält

1 Tasse Mangold, gewürfelt

Zubereitung:

Gib die Zutaten in einen Entsafter - eine nach der anderen. Serviere im Anschluss.

Nährwertangabe pro Portion: Kcal: 283, Proteine: 9g, Kohlenhydrate: 88,9g, Fette: 1,6g

46.   Grapefruit und Cantaloupe Saft

Zutaten:

1 Tasse Cantaloupe-Melone, in Scheiben

2 Tassen Sareptasenf, gewürfelt

1 ganze Grapefruit, geschält

4 Tassen Petersilie, gewürfelt

¼ Tasse Wasser

Zubereitung:

Gib die Zutaten in einen Entsafter.

Füge Wasser bei und serviere mit etwas Eis.

Genieße!

Nährwertangabe pro Portion: Kcal: 206, Proteine: 13,5g, Kohlenhydrate: 59,3g, Fette: 3g

47.   Mangosaft mit Minze

Zutaten:

1 Tasse Mango, gewürfelt

4 Kiwis, geschält

2 Tassen Kohl, gewürfelt

1 EL frische Minze, fein gewürfelt

Zubereitung:

Gib die Zutaten in einen Entsafter und serviere im Anschluss.

Nährwertangabe pro Portion: Kcal: 272, Proteine: 10,3g, Kohlenhydrate: 77g, Fette: 3,3g

48.   Minziger Traubensaft

Zutaten:

4 Tassen Trauben

1 mittelgroße Zucchini, geschält und gewürfelt

1 Tasse Wassermelone, in Scheiben

1 Scheibe Ingwer

1 EL frische Minze, fein gewürfelt

Zubereitung:

Gib die Zutaten in einen Entsafter und serviere kalt.

Nährwertangabe pro Portion: Kcal: 308, Proteine: 5,7g, Kohlenhydrate: 81,3g, Fette: 2,1g

49.   Bisamkürbis Saft

Zutaten:

4 Tassen Bisamkürbis, in Scheiben

1 große Birne, entkernt

1 Tasse Grünkohl, geputzt

½ Tasse pure Kokoswasser, ungesüßt

Zubereitung:

Gib alle Zutaten in einen Entsafter und vermenge mit ungesüßtem Kokoswasser.

Serviere kalt und mit etwas Eis.

Genieße.

Nährwertangabe pro Portion: Kcal: 192, Proteine: 7g, Kohlenhydrate: 59,9g, Fette: 1,7g

50. Kirschsaft

Zutaten:

2 Tassen Kirschen, ohne Kerne

1 ganze Grapefruit, geschält

1 ganze Limette, geschält

1 EL frische Minze, gewürfelt

Zubereitung:

Wasche und bereite die Früchte zu. Gib alle Zutaten in einen Entsafter und verteile den Saft in Gläser.

Füge etwas Eis bei und serviere im Anschluss.

Nährwertangabe pro Portion: Kcal: 266, Proteine: 5,3g, Kohlenhydrate: 79,4g, Fette: 1g

51.   Süßer roter Spitzpaprika-Saft

Zutaten:

2 Tassen rote Spitzpaprikas, gewürfelt und Kerne entfernt

1 Tasse Heidelbeeren

1 ganze Zitrone

1 großes Viertel Honigmelone

Zubereitung:

Wasche die Paprika und entferne die Kerne. Würfle sie und gib sie in den Entsafter.

Füge dann eine Tasse Heidelbeeren, Zitrone und Honigmelone bei.

Gib sie in einen Entsafter und serviere kalt.

Nährwertangabe pro Portion: Kcal: 202, Proteine: 5,5g, Kohlenhydrate: 59,3g, Fette: 1,7g

52.   Grüner Avocado Saft

Zutaten:

1 Tasse Avocado, in Scheiben

1 EL frische Minze, fein gewürfelt

1 Tasse Sellerie, gewürfelt

1 Tasse Grünkohl, geputzt

½ Tasse pures Kokoswasser, ungesüßt

Zubereitung:

Gib alle Zutaten in einen Entsafter und vermenge mit ungesüßtem Kokoswasser.

Serviere im Anschluss.

Nährwertangabe pro Portion: Kcal: 219, Proteine: 4,8g, Kohlenhydrate: 20,8g, Fette: 21,6g

53.   Heidelbeere-Rote Beete-Saft

Zutaten:

2 Tassen Rote Beete

3 Tassen Blattkohl, gewürfelt

1 kleine Banane, geschält

1 Tasse Heidelbeeren, frisch

Zubereitung:

Gib die Zutaten in einen Entsafter, eine nach der anderen.

Verarbeite sie zu Saft und serviere im Anschluss.

Nährwertangabe pro Portion: Kcal: 242, Proteine: 9,1g, Kohlenhydrate: 75,4g, Fette: 1,4g

WEITERE WERKE DES AUTORS

70 Effektive Rezepte um Übergewicht vorzubeugen und zu bekämpfen: Verbrenne zügig Kalorien mit gesunder und smarter Ernährung

Von

Joe Correa CSN

48 Rezepte um Akne zu bekämpfen: Der schnelle und natürliche Weg deine Akne-Probleme in 10 oder weniger Tagen zu beheben!

Von

Joe Correa CSN

41 Rezepte um Alzheimer vorzubeugen: Reduziere das Alzheimerrisiko auf natürliche Wege!

Von

Joe Correa CSN

70 Effektive Rezepte gegen Brustkrebs: Beuge Brustkrebs vor und bekämpfe ihn mit smarter Ernährung und kraftvollem Essen

Von

Joe Correa CSN

www.ingramcontent.com/pod-product-compliance
Lightning Source LLC
Chambersburg PA
CBHW051039030426
42336CB00015B/2948